# INSTRUCTIONS POPULAIRES

## SUR LES

# HERNIES ABDOMINALES

PAR

## M. le Docteur E. SUZEAU

OFFICIER D'ACADÉMIE,

ANCIEN INTERNE LAURÉAT DES HÔPITAUX DE NIMES ET DE MONTPELLIER,

MEMBRE CORRESPONDANT ET LAURÉAT DE L'ACADÉMIE

DES ARTS, SCIENCES ET BELLES-LETTRES

DE CLERMONT-FERRAND,

SECRÉTAIRE DU CONSEIL D'HYGIÈNE DE L'ARRONDISSEMENT

DE THIERS

Prix : 1 franc.

THIERS

IMPRIMERIE BREVETÉE DE TREILLE DE GRANDSAIGNE, LIBRAIRE
ET CHEZ TOUS LES LIBRAIRES DU DÉPARTEMENT DU PUY-DE-DOME.

1880

# INSTRUCTIONS POPULAIRES

## SUR LES

# HERNIES ABDOMINALES

PAR

## M. le Docteur E. SUZEAU

OFFICIER D'ACADÉMIE,

ANCIEN INTERNE LAURÉAT DES HOPITAUX DE NÎMES ET DE MONTPELLIER,

MEMBRE CORRESPONDANT ET LAURÉAT DE L'ACADÉMIE

DES ARTS, SCIENCES ET BELLES-LETTRES

DE CLERMONT-FERRAND,

SECRÉTAIRE DU CONSEIL D'HYGIÈNE DE L'ARRONDISSEMENT

DE THIERS

---

## Prix : 1 franc.

---

THIERS

IMPRIMERIE BREVETÉE DE TREILLE DE GRANDSAIGNE, LIBRAIRE

ET CHEZ TOUS LES LIBRAIRES DU DÉPARTEMENT DU PUY-DE-DOME.

**1880**

# AVANT-PROPOS

La science médicale se compose de deux ordres de notions.

Les unes sont l'apanage exclusif des hommos spéciaux qui la cultivent.

Les autres, convenablement exposées, deviennent accessibles à la plupart des intelligences.

Dégager ces dernières des traités scientifiques et des publications où elles sont renfermées, en faciliter l'assimilation au plus grand nombre des esprits, tel a été le but que je me suis proposé d'atteindre en publiant mes *Instructions populaires sur les Hernies.*

J'ai pensé accomplir une œuvre d'*utilité publique* en m'efforçant de restreindre le nombre des victimes d'une infirmité qui paralyse les forces des artisans et se complique, dans plusieurs cas, d'accidents rapidement mortels.

J'ai voulu que dans les cas redoutables d'*étranglement herniaire*, le patient ou les membres de la famille, imbus des préceptes dont ma pratique m'a démontré l'efficacité, possèdent un plan de conduite qui utilise immédiatement toutes les minutes pour le soulagement du malade, l'abrite contre les médications absurdes et les manœuvres dangereuses, procure quelquefois la réduction et permette toujours, dans les cas les plus graves, d'attendre l'arrivée d'un homme de l'art, sans inquiétude.

Comme j'ai en vue toutes les classes de la Société, mais principalement celle des artisans des villes et des campagnes, qui sont les plus exposés aux accidents des *hernies abdominales* et manquent presque toujours de secours prompts et rationnels, je serais heureux de voir ce mémoire répandu par les comices agricoles, les présidents de Secours mutuels et par les personnes éclairées qui s'intéressent au sort du peuple. C'est concourir activement à *l'extinction du paupérisme* que de prévenir ou de neutraliser les lésious redoutables qui atteignent la classe ouvrière dont la santé est le capital le plus important.

# DES HERNIES ABDOMINALES

---

Ce travail sera divisé en deux parties : la 1re traitera des hernies et de leurs causes ; la 2me sera consacrée aux divers traitements.

## 1re PARTIE.

*Définition.*— La hernie abdominale est une tumeur formée par la sortie partielle ou totale d'un ou de plusieurs viscères hors de la cavité du ventre qui doit les contenir à l'état normal.

*Variétés.* — On distingue plusieurs variétés de hernies abdominales, soit par rapport aux organes dont elles se composent, soit par rapport aux orifices par lesquels ces organes se sont échappés.

Tous les organes de l'abdomen peuvent faire partie d'une hernie ; mais on a observé que les viscères les plus mobiles, comme l'épiploon et l'intestin grêle sont les éléments les plus communs.

Le siège le plus fréquent de la tumeur est à l'aine et à la partie interne et supérieure de la cuisse.

*Fréquence.* — Quoiqu'il soit extrêmement difficile, pour ne pas dire impossible, d'apprécier la fréquence des hernies, M. Malgaigne affirme qu'il existe en France 1 hernieux sur 20 individus.

Les hernies des hommes sont à celles des femmes comme 4 est à 1. Il a également constaté que, de 20 à 50 ans, les hernies augmentent rapidement chez les femmes, ce qu'on peut attribuer aux grossesses répétées.

On divise les hernies en deux classes :

Hernies traumatiques.

Hernies spontanées.

A. Les premières sont dues à un agent vulnérant qui produit une solution de continuité par laquelle les viscères s'échappent de la cavité abdominale.

B. Les secondes sont subdivisées en *congénitales* et *acquises*.

Les hernies congénitales sont observées sur le corps du nouveau-né. — Les autres se développent après sa naissance,

*Causes des hernies.* — Les hernies spontanées doivent leur formation à deux catégories de causes, que nous diviserons en causes prédisposantes et en causes occationnelles.

Nous dirons tout de suite que les premières jouent le plus grand rôle dans la production des hernies ; tandis que les secondes, qui, aux yeux du public, ont une importanee majeure, ne sont, pour le médecin, qu'au dernier plan.

1° Causes prédisposantes des hernies.

Ces causes ont pour résultat de diminuer la force de résistance de l'enceinte abdominale.

Il y en a de plusieurs sortes :

A. *Disposition anatomique.* — Le plan de l'axe de l'abdomen est dirigé d'arrière en avant et de haut en bas, croisant ainsi l'axe du bassin qui va d'avant en arrière et de haut en bas. Cette disposition anatomique naturelle à l'homme, agit sans cesse, depuis le moment de la naissance jusqu'à la mort, de manière à pousser les viscères les plus mobiles du ventre contre les sinus répondant à la sortie des gros vaisseaux ou des ligaments.

B. *Professions.* — Les professions qui forcent l'homme à se tenir debout ou penché en avant concourrent à aggraver l'action de cette disposition anatomique dont nous venons de parler.

C. *Hérédité.* — Dans quelques familles, la disposition aux hernies paraît se transmettre des parents aux enfants.

D. *Allaitement mercenaire,* — Dès que l'enfant est soustrait à l'allaitement maternel, par des motifs souvent peu avouables, il est placé dans une situation anormale, et cette première infraction aux lois naturelles est une source de maux pour le nouveau-né. Les pleurs et les cris deviennent une cause incessante de pression des viscères contre les sinus péritonéaux et les hernies se forment. Ajoutez à ces inconvénients, les dangers inhérents au maillot que la ville commence à proscrire, mais qui est d'un usage si fréquent à la campagne. Ce premier supplice auquel on assujettit l'être humain, dès son entrée dans la vie, afin de se dispenser d'une surveillance affectueuse, non-seulement provoque la colère et les cris de l'enfant, mais encore diminue le diamètre antéro-postérieur de la poitrine et de l'abdomen et augmente ainsi la disposition aux hernies.

E. *Education*. — L'éducation moderne est pleine de défectuosités contre lesquelles tend à lutter vigoureusement le ministre actuel de l'Instruction publique. Parmi ces défectuosités nous noterons l'oubli regrettable de la force et de la beauté du corps. La faiblesse genérale résultant de ce mode d'éducation, dans lequel prédomine la culture de la mémoire, enlève à la paroi abdominale antérieure les plus précieux de ses attributs, à savoir la fermeté de ses fibres et la résistance aux efforts intérieurs.

Je ne clorai pas cet article sans dire un mot du corset qui chez les jeunes filles a les inconvénients du maillot pour les enfants.

F. *Abus du Tabac et des Boissons alcooliques*. — L'usage du tabac à fumer qui, de nos jours, acquiert un si prodigieux développement, a été l'objet de plusieurs écrits, dans lesquels on en démontre les inconvénients. Jusqu'ici, on ne l'avait pas envisagé sous le point de vue de la production des hernies. — Je viens lui attribuer une large part comme cause prédisposante de cette redoutable infirmité. Les auteurs sont d'avis que toute substance qui affaiblit le ton de la fibre musculaire est une cause prédisposante des hernies. Or, quel agent plus que le tabac donne lieu à l'inertie et à la flaccidité des tissus fibreux, et combien l'action nuisible de ce poison narcotico-âcre n'est-elle pas encore plus dangereuse, quand elle s'associe, comme on le voit tous les jours, à l'abus des boissons alcooliques !

En 1870, je fus appelé auprès d'un ouvrier coutelier qui avait abandonné ses habitudes d'ordre et de travail pendant la journée du *lundi*. Le soir, poussé à des actes extravagants, par le tabac et par le vin dont il avait fait de copieuses libations, il proposa de soulever, à bras tendus, un des convives assis sur une chaise.

Une hernie inguinale survint, pendant cet effort, et l'étranglement de la tumeur ne tarda pas à effrayer la famille de cet ouvrier. Dégrisé par la douleur et par l'imminence du danger, il se soumit aux ordres que je lui donnai, et je fus assez heureux pour le tirer de ce mauvais pas, sans opération sanglante. Il me raconta alors son équipée du *lundi* pendant laquelle, énivré par les fumées du tabac et du vin, il provoquait des hommes plus forts que lui et voulait sans cesse soulever des fardeaux disproportionnés à ses forces. Hors de péril, mais réduit pour le reste de ses jours à la servitude d'un bandage herniaire, il jura, mais un peu tard, qu'il considèrerait, à l'avenir, le vin et le tabac comme ses plus daugereux ennemis. Il tint parole, tant la leçon avait été énergique. Puissent les lecteurs de ce mémoire profiter de ce précieux enseignement !

G. *Obésité.* — *Grossesse.* — Ces deux états organiques agissent en développant la paroi abdominale antérieure, en distendant et élargissant ses ouvertures naturelles. Dès qu'une cause fait cesser l'obésité, les sinus péritoneaux acquierrent un grand diamètre, et une flaccidité qui, au moindre effort, permettent la formation d'une hernie. Mêmes considérations se rattachent à la grossesse. A l'article *prophylaxie,* nous tirerons de ces faits, les déductions pratiques qui en découlent.

H. Vie *sédentaire.* — *Travail d'esprit.* — Ce genre de vie qui soustrait l'homme à l'insolation et au mouvement musculaire est encore une cause prédisposante. La circulation abdominale, rallentie par la station assise, détermine un engorgement graduel des viscères abdominaux et le relâchement de la paroi antérieure du ventre. Joignez à ces conditions nuisibles l'excitation cérébrale qui rend l'homme de cabinet étranger aux besoins d'évacuation de certains organes. Or, cet oubli prolongé n'est pas sans résultats funestes, et la formation des hernies, sous l'influence du moindre effort, s'observe en pareils cas.

*Causes occasionnelles.* — Des efforts violents pour soulever ou porter des fardeaux sont souvent une cause de hernie ; mais nous noterons que l'accident ne se produit le plus souvent que sur des organismes qui sont déjà prédisposés. Combien ne voit-on pas de portefaix sains de corps, jusqu'à la vieillesse, tandis que certains individus sont atteints de hernies en éternuant ou en toussant. Ils ressemblent à ces êtres débiles qui contractent une fluxion de poitrine au coin du feu,

*Effets des hernies.* — Les effets des hernies sont de deux ordres généraux et locaux.

Les premiers consistent dans un trouble persistant des fonctions digestives et dans un sentiment de tristesse produit par la dégradation des formes et l'impossibilité de mettre en jeu les forces dont la nature a doué l'individu. L'obligation de maintenir la hernie réduite, au moyen d'un bandage qui supplée toujours imparfaitement aux forces naturelles, n'est pas sans influence sur la disposition morale dont nous parlons.

Quant aux effets locaux, ils sont nombreux. Ils consistent d'abord en une action incessante de la hernie, soit à tirer dehors les organes contenus dans l'abdomen, soit à produire l'altération des parties herniées. Mais le plus grave de ces effets est connu sous le nom d'*étranglement herniaire*. Cet accident redoutable se produit ordinairement pendant un effort violent. Une hernie se forme et se montre tout de suite rebelle aux tentatives de réduction ; ou bien une hernie ancienne non contenue ou même contenue imparfaitement par un bandage, reçoit des éléments nouveaux qui en augmentent le volume et la rendent irréductible.

Nous pensons devoir mettre sous les yeux du lecteur l'observation détaillée d'un cas de hernie étranglée qui a été soumise à mes soins, au moment où la mort était imminente.

Le 4 janvier 1859, je suis appelé dans un village de l'arrondissement de Thiers pour traiter le nommé R..., cultivateur. Cet homme, âgé de 34 ans, d'une bonne constitution, était atteint, depuis une dizaine d'années, d'une hernie inguinale du côté gauche qu'il maintenait réduite au moyen d'un bandage ordinaire. Marié depuis un an, il avait contracté l'habitude de quitter son bandage avant de se coucher, et ne le portait que pour vaquer à ses travaux agricoles.

Le 26 décembre 1858, étant couché, depuis une heure, il entend un grand bruit venant de la pièce voisine, et suivi bientôt après, de cris et de gémissements. Il se lève et se trouve, en un instant, auprès de sa vieille mère qui, voulant regagner sa chambre à coucher, s'était laissé choir du haut de l'escalier et gisait sans mouvement sur le sol. Il se courbe, prend sa mère dans ses bras et monte à sa chambre pour la déposer sur son lit. Mais il n'a pu accomplir impunément ce devoir filial. Sa hernie non contenue se précipite hors de l'anneau inguinal, et sous l'influence de l'effort violent et soutenu que R...... avait fait, acquiért un volume inaccoutumé. A peine l'étranglement herniaire s'est-il produit que R... pousse un cri déchirant, tombe sur le sol et se pelotonne, en essayant de faire rentrer dans son ventre, la masse intestinale qui s'en est échappée. Ses efforts sont impuissants, ainsi que les manœuvres d'un médecin qui le voit, le lendemain matin. On lui conseille des bains tièdes prolongés, des lavements purgatifs, des topiques émollients sur la tumeur. Rien ne réussit. Le médecin revient le lendemain, fait de nouvelles et infructueuses tentatives de réduction. Il pratique une saignée ; l'étranglement persiste. Les vomissements bilieux, puis stercoraux surviennent. La voix s'altère, le ventre se ballonne.

Le malheureux R... se trouve dans une position tellement grave, au moment de mon arrivée, que l'opération devant laquelle toute la famille et le malade ont reculé semble l'unique planche du salut, on me supplie de ne pas l'abandonner. J'éprouvai une grande répugnance à agir seul ; mais l'un des parents me dit qu'il serait impossible de ramener un autre médecin avant la nuit, et ses instances étant devenues irrésistibles, je me décidai à opérer.

La peau qui recouvrait la tumeur ayant été divisée, j'arrivai au sac herniaire qui avait la couleur de l'ardoise et se rompit spontanément laissant sortir des gaz et des matières noirâtres d'une extrême fétidité, je n'eus pas à me plaindre de la sensibilité du malade, il ne bougea pas plus qu'un soliveau.

Je détergeai la plaie avec de l'eau vinaigrée, je fixai le bout supérieur de l'intestin gangréné à la lèvre correspondante de la plaie par deux points de suture et je recouvris les parties opérées de compresses de linge imbibées d'eau vinaigrée que je recommandai de changer toutes les heures.

Je m'occupai de faire boire une cuillerée à café de vin sucré à ce pauvre malade qui fit un léger mouvement de déglutition et vomit peu d'instants après ce qu'il avait absorbé.

Le lendemain 5 janvier, je revois R... Il est tourmenté par le hoquet, et a vomi, à trois reprises, quelques cuillerées de bouillon qu'on avait essayé de lui faire prendre.

Toutefois il a repris l'usage de ses sens et me regarde d'un air intelligent, sans pouvoir prononcer un seul mot. Le ventre est moins dur, moins volumineux et la pression que j'exerce dessus en fait sortir par l'anus anormal, une espèce de bouillie jaunâtre, la plaie laisse voir plus nettement les ravages de la gangrène sur l'intestin grêle et l'epiploon. Je conseille l'eau sucrée et je suis satisfait de voir que l'opéré peut en prendre une cuillerée à café sans vomissements, sans hoquet.

Le 6 janvier, légère amélioration, les adhérences qui retiennent les parties de l'anus contre nature paraissent solides, des potages légers sont pris par le malade et le résultat de la digestion s'écoule par la plaie qui est devenue vermeille et se revêt de chairs pleines de vitalité. L'espérance renaît au cœur de R ... et de la famille. Je m'occupe de protéger les parties voisines de l'anus anormal contre l'irritation produite par les matières qui en découlent en les badigeonnant avec du collodion, ce qui réussit parfaitement.

Le 26 janvier, les fonctions nutritives se rétablissent et le malade peut se lever. De jour en jour le pertuis fistuleux duquel s'échappent involontairement les gaz et le produit de la digestion, se rétrécit et après six mois l'oblitération complète est obtenue.

La hernie inguinale à laquelle le nommé R ... était sujet a été guérie radicalement, à la suite de cet accident redoutable qui a mis sa vie dans un danger si grand, que tous les membres de sa famille le pleuraient comme mort, au moment où l'opération du *débridement* fut pratiquee. Il jouit d'une bonne santé, et peut se livrer à tous les travaux agricoles.

J'ai cité l'observation qui précède, afin de mettre en relief les dangers de l'étranglement herniaire ; depuis ce moment je n'ai cessé de réfléchir sur les moyens les plus propres à prévenir les résultats de ce terrible accident. Les préceptes que m'a suggéré la théorie ont été soumis au contrôle de la pratique avec un succès qui a dépassé mes espérances et c'est plein de confiance dans ces préceptes que je vais exposer le plan de conduite à suivre par les familles dès qu'un étranglement herniaire s'y sera produit. Ces notions, accessibles à toutes les intelligences, seront surtout de la plus haute utilité, dans les populations rurales où les secours médicaux sont rarement immédiats. Or, dans le cas qui nous occupe, les minutes sont précieuses puisqu'on a vu des étranglements herniaires produire la gangrène au bout de 12 à 15 heures.

## 2ᵐᵉ PARTIE.

# TRAITEMENTS

Nous allons exposer sommairement les instructions concernant les familles.

1º Dès qu'un individu se trouve atteint d'étranglement herniaire, il devra ne pas recourir aux liqueurs alcooliques, comme cela se pratique dans plusieurs familles et surtout dans les campagnes, où l'eau-de-vie et les boissons dont elle est la base sont considérées comme un remède à tous les maux. Ce préjugé est surtout nuisible dans la lésion qui nous occupe. Les liqueurs alcooliques, loin de soulager le malade, ne peuvent qu'augmenter les chances d'inflammation de la tumeur et accélérer l'invasion de la gangrène. Il vaut mieux provoquer par l'ingestion abondante d'eau tiède et la titillation de la luette le vomissement des matières contenues dans le tube digestif, au-dessus du sac herniaire. Ce mouvement anti-péristaltique des intestins peut à lui seul déterminer la réduction de la hernie, et dans tous les cas, il contribue à favoriser une solution heureuse. Un lavement purgatif sera aussi d'une grande utilité. On aura également soin d'évacuer la vessie afin d'augmenter la capacité de la cavité abdominale,

2⁵ Si les moyens précédents ont été infructueux, on se hâtera de placer le corps du patient sur un plan incliné, recouvert d'une couverture, de manière que la tête soit en bas, sur un coussin, et les pieds maintenus en haut par un aide. Il sera ainsi couché sur le dos, avec la recommandation de se laisser aller sans contracter aucun muscle.

3º On tâchera de se procurer de la glace qu'on placera dans une vessie de porc, et qu'on maintiendra sur la tumeur herniaire. A défaut de cette précieuse substance, on se servira de compresses imbibées d'eau vinaigrée très-froide. Cela fait, on réclamera le plus promptement possible l'assistance d'un médecin, et on pourra attendre son arrivée sans inquiétude.

Voici maintenant l'exposé complet de la méthode que la théorie et la pratique m'autorisent à généraliser. J'en démontrerai les avantages par l'observation suivante :

Le 18 mai 1863. je suis appelé, à onze heures du matin, auprès du nonmmé B...., ouvrier coutelier de la ville de Thiers, âgé de 32 ans. Cet homme doué d'une constitution vigoureuse, d'un tempérament sanguin, est atteint, depuis deux ans, d'une hernie inguinale double qu'il contient habituellement réduite au moyen d'un bandage ordinaire.

Il me raconte qu'il y a cinq mois, la hernie gauche ayant subitement augmenté de volume, pendant un effort, et causant de vives douleurs, il s'était couché sur le dos, en se pelotonnant, et avait réussi, après deux heures de taxis, à faire rentrer cette hernie.

Le 17 mai 1863, vers six heures du soir, ayant porté quelques meubles, pour un déménagement, la hernie gauche mal contenue s'échappa avec violence, détermina une vive douleur qui le contraignit à se coucher. Il se livra à la manœuvre du taxis mais inutilement pendant toute la nuit. Fatigué et effrayé de ce mauvais résultat, il se décida à invoquer mes soins.

17 heures après la première tentative du taxis, je le trouve anxieux, la face animée, vomissant des matières alimentaires et bilieuse ; il est tourmenté par le hoquet.

La tumeur herniaire a le volume de la tête d'un fœtus à terme ; la peau qui la recouvre est dure, sillonnée de gros vaisseaux veineux, chaude et très-douloureuse au moindre attouchement. Je veux essayer le taxis ordinaire, mais le malade pousse des cris, et je reconnais que le patient ou d'autres personnes ont tellement abusé de cette manœuvre que la tumeur herniaire se refuse à tout contact.

Immédiatement je le fais mettre dans la position inclinée que j'ai décrite plus haut. J'applique sur le bas-ventre une forte serviette dont les deux bouts croisés vers les lombes sont tirés par deux aides, de manière à comprimer l'abdomen, et à opérer un taxis intérieur. A défaut de glace, je pose sur la tumeur des compresses imbibées de vinaigre froid, et je charge un aide de relever la hernie du côté de l'abdomen. Je calme le moral du malade, lui promettant de ne pas recourir à l'opération du débridement qu'il redoute autant que la mort.

La position nouvelle de B..., sur le plan incliné, a fait disparaître le hoquet.

Comme il est d'un tempérament sanguin, je pratique une saignée au bras gauche. Le sang jaillit en arcade, et dès qu'il en est sorti un demi-litre environ, je vois le patient pâlir et bailler. J'abandonne aussitôt le bras gauche que je confie à un aide, pour en arrêter le sang et je saisis la tumeur herniaire que je presse doucement entre les doigts pour en chasser les matières, et que je relève vers le ventre. Cette manœuvre réussit, la hernie se dégorge en un instant, et sous une pression modérée, elle rentre doucement dans l'abdomen en faisant entendre le bruit caractéristique du *gargouillement*.

Le danger fut donc conjuré, au bout d'une heure et demie. Le malade, transporté dans son lit, revint de sa défaillance, but quelques cuillerées d'eau sucrée et ne tarda pas à se livrer à un sommeil réparateur. Depuis ce jour, il n'a cessé de contenir les deux hernies et a toujours joui d'une bonne santé, grâce aux conseils hygiéniques que je lui donnai.

Depuis ce fait, j'ai été appelé auprès d'individus des deux sexes atteints de hernie étranglée, et la méthode que j'ai décrite m'a toujours réussi.

*Traitement des hernies accidentelles.* — Passons maintenant aux hernies produites par les plaies pénétrantes dans l'abdomen. Elles sont loin d'être rares, dans la circonscription industrielle de la ville de Thiers. En voici un exemple dans lequel le lecteur pourra se rendre compte de la méthode de traitement que j'ai employée :

C'était en février 1870, par une température de 5°—0 ; je suis appelé dans un hameau de la commune de St-Remy-sur-Durolle, pour soigner un père de famille de 40 ans, atteint d'une plaie pénétrante dans l'abdomen. Voici comment le fait me fut raconté : Cet homme était occupé à monter des couteaux, avec son fils, âgé de 14 ans, qui travaillait à sa droite, sur le même établi.

Ce jeune homme limait un couteau catalan, à lame longue et acérée, dont la pointe était tournée du côté de son père. — A 5 heures 1/2 du soir, le père donne un ordre à son fils. — Celui-ci riposte et refuse d'obéir. Aussitôt le père se dispose à lui administrer un vigoureux soufflet. Le fils qui voit venir le coup, se baisse rapidement sous l'établi, et le père n'étant pas retenu par la résistance que la joue de son fils eut dû lui opposer, perd l'équilibre et va s'enferrer à la lame fixée à l'étau de son fils. La blessure , déjà bien grave, est augmentée par le blessé qui, en se retirant, agrandit l'ouverture de la plaie pénétrante.

Arrivé auprès de ce malheureux, à huit heures du soir, j'examine la plaie ; elle était située à gauche, à deux travers de doigt du creux épigastrique, large de trois centimètres environ, à bords écartés par l'épiploon qui formait un bourrelet proéminent. On avait tenu cette blessure recouverte d'un morceau de saindoux, avant mon arrivée.

L'aspect du blessé révélait une anxiété profonde, quoiqu'il eut perdu peu de sang. On me dit que depuis l'accident, il avait eu trois vomissements de matières glaireuses et bilieuses. Le pouls était petit, concentré.

Craignant le développement d'une péritonité dont certains symptômes annonçaient l'invasion prochaine, je fais boire au blessé un peu d'eau sucrée frappée de glace, et j'applique moi-même sur la plaie une vessie de porc à moitié pleine de glace pilée. Au bout d'une heure, l'*épiploon qui faisait hernie rentre dans l'abdomen*, sous l'influence d'une pression modérée. Les lèvres de la plaie se rapprochent, et je prescris la même boisson glacée pendant toute la nuit.

Le lendemain matin, je revois le blessé chez lequel j'ai passé la nuit ; il avait un peu dormi et les vomissements n'avaient pas reparu.

Je fais continuer l'emploi de la glace, à l'intérieur et sur la plaie, jusqu'au moment où le blessé se plaint d'une sensation de froid. Alors des compresses imbibées d'une décoction de feuilles de belladone remplacent la vessie de porc ; les fonctions du tube intestinal et des voies urinaires se rétablissent, peu à peu la plaie se ferme et le blessé, huit jours après l'accident, entre en pleine convalescence.

J'ai traité deux émouleurs, et un ouvrier coutelier de la ville de Thiers, atteints de plaie pénétrante de l'abdomen, avec hernie de l'épiploon, et j'ai été assez heureux pour leur sauver la vie, au moyen du traitement par *la glace à l'intérieur et sur la plaie*, et à ce propos je ferai aux personnes chargées de donner les premiers soins aux individus atteints de cette redoutable lésion, l'expresse recommandation de les soigner sur place et de se garder de transporter le blessé soit à son domicile, soit à l'hôpital. Le moindre dérangement du corps peut alors être suivi des conséquences les plus graves. Il faudra mettre un matelas sur le plancher dans la pièce de l'atelier où l'accident est arrivé, y coucher le blessé sur le dos, placer sur la plaie une compresse imbibée d'eau froide en attendant l'arrivée de la glace et du médecin, et lui faire boire un peu d'eau sucrée froide. Ces préceptes sont de la plus grande utilité et plus tard le médecin décidera du moment opportun pour le transport du blessé dans son habitation.

J'ajouterai que c'est uniquement au médecin de juger combien de temps l'emploi de la glace devra être continué sans inconvénients.

### Traitement préventif des Hernies.

Nous allons passer en revue les principales précautions à prendre pour prévenir le développement des hernies abdominales.

1° *Ligature du Cordon ombilical.* — C'est la première opération qu'on pratique sur le corps du nouveau-né, et bien souvent cette période de la vie, qui devrait être l'objet de soins éclairés, est abandonnée à la routine et à l'empirisme. Nous ne saurions trop recommander l'examen de la région ombilicale, avant de poser la ligature et l'application de topiques astringents, lorsque l'anneau ombilical est plus dilaté que de coutume et que son oblitération tarde un peu trop à s'effectuer. Mais combien ne devra-t-on pas redoubler de soins quand l'enfant vient au monde avec une ou deux hernies.! Le fœtus peut être atteint d'un grand nombre de maladies dans le sein de sa mère, et parmi les lésions les plus fréquentes, nous citerons les hernies ombilicales.

*Albinus* a fait représenter un fœtus de six semaines dont le cordon ombilical contenait une hernie. Chez des fœtus à terme, on a vu des hernies présenter un volume énorme, renfermer la plus grande partie des intestins et même le foie. En présence de ces lésions, l'intervention d'un médecin éclairé peut être fort utile, et si l'homme de l'art est absent, l'assistance devra faire la ligature, le plus près possible de l'insertion du cordon au placenta, jusqu'à ce qu'une main expérimentée procède à la réduction graduelle de la hernie. Je ne saurais trop recommander aux sages-femmes une conduite prudente, parce qu'il existe des personnes de toutes les classes de la société qui regardent les lésions congénitales comme étant au-dessus des ressources de l'art. Ce préjugé engendre une espèce de fatalisme dont la conséquence est l'inertie. Nous ne quitterons pas ce sujet sans combattre un autre préjugé non moins funeste qui porte les parents des enfants atteints de hernie, à ne tenter aucune médication, en vue d'une exemption du service militaire. Que de déviations de l'état normal, que de causes de dégénérescence de l'espèce humaine seraient anéanties, si ce funeste désir d'échapper à la conscription pouvait être un jour supprimé !

2° *Ventre strumeux.* — Nous attirerons l'attention des parents sur le volume et la dureté du ventre provenant d'une affection scrofuleuse. Il est superflu de dire que tous les moyens curatifs de cet état morbide diminueront le volume des glandes mésenteriques, préviendront le développement des hernies et en faciliteront la guérison. Nous ajouterons que le changement du lait est d'une grande influence dans ces cas.

3º *Vêtements.* — Des considérations du plus haut intérêt s'attachent au vêtement du nouveau-né. En règle générale, le vêtement doit être approprié aux formes du corps dont il ne doit gêner aucune fonction. Le *maillot*, qu'un grand nombre de familles continue à employer et sous les liens duquel sont comprimés les membres de l'enfant, gêne la circulation et les mouvements, et produit, de bonne heure, une espèce de captivité, contre laquelle le nourrisson proteste énergiquement, par ses pleurs et par ses cris. J'ai souvent blâmé cet usage du maillot si cher à la plupart des nourrices, et ces femmes m'ont répondu que le maillot préserve l'enfant de plusieurs accidents et conserve la régularité de ses formes. Pour moi, je suis resté peu convaincu de l'excellence de leur raisonnement, et je préfère voir dans le maillot un auxiliaire de leur nonchalence. L'enfant emmaillotté dont les mouvements volontaires sont nuls, n'a pas besoin d'une grande surveillance ; qu'il pleure, qu'il crie, qu'il se désespère, que l'évolution de ses fonctions locomotrices soit enrayée, que le développement du corps en souffre, que les viscères distendent les ouvertures naturelles du ventre et les disposent aux hernies, peu importe à ces femmes, pourvu que la garde du nourrisson soit plus facile et qu'on n'ait pas à leur reprocher une lésion visible telle que luxation ou fracture.

Nous n'oublierons pas de mentionner le corset, surtout quant il comprime fortement la poitrine et la partie supérieure de l'abdomen, comme propre à favoriser le développement des hernies, et nous le proscrivons, au même titre que le mail'ot.

4º *Education.* — Sous ce titre, nous rangeons tout le plan de conduite suivi par les familles, depuis la naissance jusqu'à la puberte, et nous résumerons notre pensée sur ce sujet important, en avançant que, de nos jours, on ne fait pas une assez grande place à la gymnastique dont les anciens peuples avaient tiré un si grand parti, pour le développement de la beauté des formes et de la vigueur du corps humain. L'enfant dont l'organisme a été convenablement cultivé par la gymnastique et la vie en plein air, offre une si grande dûreté du tissu musculaire que les hernies ne sauraient se faire jour, à travers des parois abdominales ainsi fortifiées. Nous faisons des vœux pour que les municipalités favorisent à l'avenir, cette branche si importante de l'éducation des enfants des deux sexes.

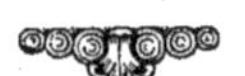

# DU MÊME AUTEUR

**1° Essai sur les Fistules Vésico et recto Vaginales,** qui font suite aux accouchements laborieux. Indication d'une nouvelle méthode curative. — Montpellier 1844.

**2° Quelques considérations sur le traitemement de l'Hydrocèle vaginale** (Bulletin de thérapeutique, — Paris 1846.

**3° De la ville de Thiers,** envisagée sous le rapport médical et industriel (Thiers 1846). Mémoire adressé au corps municipal de cette ville.

**4° De l'importance du type dans le traitement des maladies aigües** (Bulletin de thérapeutique). — Paris 1847.

**5° Mémoire sur le traitement du Pied-bot** pour la ténotonie sous cutanée, aidée d'appareils simples et méthodiques. — Clermont-Ferrand, Thibaud-Landriot (1849).

**6° Un mot sur le Traitement des fractures du Maxillaire inférieur** (Bulletin de thérapeutique). — Paris 1850.

**7° Mémoire sur la Variole et la Vaccine,** lu à la Société médicale de Clermont-Ferrand (1867).

**8° Mémoire sur la rétention du Placenta,** adressé à la Société médicale de Clermont-Ferrand (1866).

**6° Mémoire sur le traitement de la Hernie abdominale étranglée** et de l'**Anus contre nature,** lu à la société médicale de Clermont-Ferrand (1870).

**10° Mémoire sur le traitement de la Cataracte,** lu à la société médicale de Clermont-Ferrand (1871).

**11° Mémoire sur l'assistance médicale publique,** lu à la société médicale de Clermont-Ferrand (1872).

**12° De quelques applications de la glace en médecine et en chirurgie.** Conférence faite à la société d'études de la ville de Thiers (1873).

**13° Mémoire sur la prostitution,** dans la ville de Thiers, lu au Conseil d'hygiène et de salubrité publique de cette ville (1873).

**14° Lettres sur l'hygiène publique et professionnelle,** adressées aux artisans de la ville de Thiers (coutellerie et papeterie) 1873.